ESSAI

SUR LES

FRACTURES

DES OS EN GÉNÉRAL,

PAR

M. JULES CASSAGNADE,

de Martel (Lot),

résidant à Aiguillon;

EX-CHIRURGIEN DES HOPITAUX MILITAIRES D'AFRIQUE,
DE MUSTAPHA ET DU JARDIN DU DEY
D'ALGER.

Multa paucis.

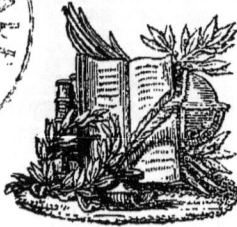

AGEN,

Prosper Noubel, Imprimeur du Roi.

—

1837.

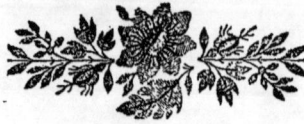

Aux Savants Médecins

qui ont bien voulu
aider mes études & les embellir du fruit de leurs
recherches
et de leur expérience,

L'AUTEUR RECONNAISSANT.

A MON PÈRE ET A MA MÈRE,

comme un témoignage de ma piété filiale.

À ma Tante, M.lle Levi,
et à son amie
M.me Touchard,

en reconnaissance de leur bonté
pour moi.

A MES FRERES ET SŒURS,
union et amitié.

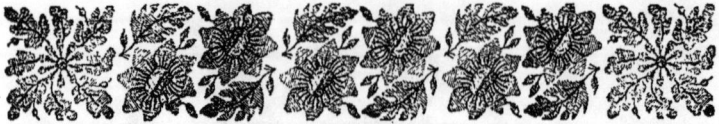

ESSAI

SUR LES

FRACTURES

DES OS EN GÉNÉRAL.

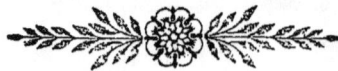

FRACTURES.

Oɴ appelle fracture (de *frangere*, casser, rompre, briser) la
cassure ou coupure d'un ou plusieurs os. Une fracture est donc
une solution de continuité du tissu osseux par extension de ses
fibres au-delà de leur ductilité normale, occasionée par un
choc ou par une violence extérieure. On les observe plus fréquemment dans les os longs que dans ceux qui sont plats ou

courts; et leur fréquence dans les premiers se remarque plus
souvent dans les os superficiels des membres, tels que ceux de
la jambe et de l'avant-bras, que dans ceux qui sont situés pro-
fondément comme celui de la cuisse.

La fracture se fait souvent remarquer dans divers points de
la longueur de l'os, tantôt c'est vers l'une des deux extrémités
supérieure ou inférieure que la cassure a eu lieu; mais soit
parce que l'os est plus mince vers son milieu, ou qu'il se trouve
dépourvu à cet endroit d'appui assez fort pour résister à la violence du choc extérieur, la fracture se fait le plus souvent
vers sa partie moyenne.

Elle peut être complète ou incomplète. Par facture complète
on désigne celle qui sépare complètement l'os, suivant son dia-
mètre transversal, en deux ou plusieurs fragments distincts : et
par incomplète on entend celle qui n'en affecte qu'une partie,
tandis que les autres ne font que plier, imitant en cela la rupture incomplète d'un bâton, dont la convexité seule éclate lorsqu'on le plie. Boyer a toujours rejeté la possibilité des fractures
incomplètes; mais les expériences de Meding, les observations
de Chelius et l'inspection de plusieurs pièces pathologiques, qui
ont été vues et recueillies par nos meilleurs chirurgiens mo-
dernes, Marjolin, Campaignac, Sanson, Berard et Jules Cloquet, ne laissent aucun doute sur la possibilité et l'existence de
cette fracture.

On appelle fracture simple celle qui est unique et n'est ac-
compagnée que d'un certain degré de contusion; on la nomme
composée, quand elle attaque en même temps les deux os qui
composent un membre comme le tibia et le péroné pour la
jambe, et le radius et le cubitus pour l'avant-bras. Et, si la
fracture existe à deux ou même quelquefois à trois endroits du
même os, on la dit double ou triple.

Lorsque l'os fracturé est réduit en plusieurs fragments ou esquilles, on l'appelle comminutive; enfin on la dit compliquée
si, indépendamment de la coupure de l'os, les parties molles en-
vironnantes sont contuses, meurtries ou déchirées; lésions qui
peuvent être plus ou moins graves et fournir des indications
thérapeutiques particulières, soit que ces lésions proviennent
du corps vulnérant lui-même, ou des fragments des os qui

auront pu blesser et déchirer les parties voisines, ouvrir de grosses veines ou traverser la peau.

Si la fracture a eu lieu sur le point de l'os où la cause fracturante a agi, on l'appelle *fracture directe;* elle est le plus souvent compliquée. Mais si la fracture se fait remarquer dans un endroit plus ou moins éloigné de celui où la cause déterminante a agi, on la nomme *indirecte* ou *par contre-coup.* Cette dernière est presque toujours simple.

La direction des fractures n'est pas toujours la même; on les dit *transversales* ou *en rave,* quand les surfaces divisées forment un plan perpendiculaire, comme la cassure nette qui a lieu lorsqu'on rompt une rave. Il y en a d'*obliques* ou *en bec de flûte;* les fractures obliques peuvent offrir quelques différences entre elles, elles sont par fois en partie obliques et en partie transversales. Enfin Duverney, Léveillé, Cole, Cooper et plusieurs autres médecins ont admis l'existence d'une nouvelle fracture longitudinale, et qui aurait lieu, suivant eux, parallèlement à l'axe des os longs. Cette nouvelle variété de fracture a été contestée par plusieurs chirurgiens et notamment par MM. Louis et Petit. Mais Léveillé a produit à l'appui de l'opinion qu'il avait émise le tibia d'un soldat autrichien qui avait reçu à la bataille de Marengo une balle à la partie inférieure de la jambe : ce projectile, après avoir frappé le tibia, l'avait fendu longitudinalement, dans toute son épaisseur, depuis son tiers inférieur jusqu'à son extrémité supérieure. J'ai eu occasion d'observer à Alger un cas à peu près semblable en 1832. Dans une manœuvre d'artillerie, un soldat étant tombé, eut les deux jambes fracturées par les roues d'une pièce de canon; emporté immédiatement à l'hospice Bab-Azoum, on ne put réduire ces fractures. La complication était trop grande, les parties molles étaient considérablement meurtries et déchirées, ses os étaient réduits en plusieurs fragments, et plusieurs esquilles avaient été poussées jusques dans l'épaisseur des tissus environnants. On fit l'amputation des membres fracturés, mais tout fut inutile : le malade mourut. La dissection d'une jambe fit voir à l'un des tibia une fente qui s'étendait, dans le fragment supérieur, depuis le bout fracturé jusqu'au dessous des condyles du tibia. Arrivée vers cette partie elle obliquait, en dehors de l'os, ce qui lui donnait l'aspect d'une longue fracture oblique. Car, ainsi que le dit M. Sanson, pour admettre des fractures longitudinales, il faudrait que la solution de continuité parcourût l'os dans toute sa longueur et le divisât en deux parties égales, aussi nettement qu'un morceau de bois l'est par un coup de hache. Cette variété n'a pas été encore observée jusqu'à ce jour, car toutes les fractures, qui ont été réputées longitudinales, et qu'on a eu ensuite occasion d'observer avec soin sur le cadavre, n'ont présenté qu'une fracture oblique plus ou moins longue.

CAUSES.

Les causes des fractures sont, comme celles de toutes les autres maladies, divisées en prédisposantes, et en occasionelles ou efficientes. Les prédisposantes sont particulières à certains os ; elles sont relatives à leur forme, leur situation, leurs usages et leurs fonctions. Ainsi la clavicule, os étroit, situé immédiatement sous la peau à la partie antérieure et supérieure du tronc, et qui forme une sorte d'arc-boutant qui soutient le membre supérieur dans les mouvements généraux qu'il exécute sur le tronc, est aussi plus souvent affecté de fracture que l'os de l'épaule (*scapulum*), qui est plat et situé dans l'épaisseur des muscles. La vieillesse doit être rangée aussi parmi les causes prédisposantes ; car, à mesure qu'on avance en âge, les os perdent l'élasticité et la souplesse qu'ils ont dans la jeunesse, et deviennent plus fragiles, soit par la diminution du tissu compacte, soit par la grande quantité de phosphate de chaux dont ils s'encroûtent. Il est encore une autre circonstance digne de remarque, et qui, jointe à la précédente, prédispose bien encore plus aux fractures : c'est l'atrophie, ou l'amaigrissement extrême qu'éprouvent les os des personnes d'un âge avancé, et l'affaiblissement général de toutes leurs forces physiques, qui rend chez eux les mouvements moins assurés et les chûtes plus fréquentes. Une maigreur extrême, à tout âge, peut prédisposer aux fractures en rendant les os plus superficiels, et les exposant davantage aux chocs et violences extérieures.

Il est des maladies qui rendent les os plus fragiles, les prédisposent aux fractures : telles sont les affections scorbutiques, scrofuleuses, vénériennes, goutteuses, rachitiques et cancéreuses. C'est à ces causes que doivent être attribuées ces observations d'individus, chez lesquels les os les plus forts ont été rompus par l'action seule des muscles.

L'influence que paraît avoir la goutte sur les fractures est due à l'excès des sels calcaires qu'elle détermine dans le tissu osseux, et dont les concrétions se manifestent si souvent au pourtour des articulations. Sarrazin raconte qu'un goutteux, âgé de soixante ans, se cassa le bras, en mettant son gant.

La syphilis ou maladie vénérienne altère aussi d'une manière plus ou moins sensible la solidité des os, et les rend parfois très-friables : il en existe plusieurs exemples. On a cherché à démontrer si la facilité avec laquelle les os se cassent dans les individus, atteints de cette honteuse maladie, provenait de la trop grande quantité de mercure dont ils avaient fait usage dans leur traitement syphilitique, ou si elle appartenait réellement à l'action de la syphilis. Les opinions sont partagées à ce sujet, et il est impossible de décider cette question dans l'état actuel de la science. Mais les fractures, qui arrivent aux personnes qui sont affectées de cette maladie, sont d'une cure plus longue, plus douteuse, et réclament des soins propres à ces deux affections. Cependant la consolidation se fait très-souvent, malgré cette disposition. (*Lagneau, Mal. vénérien., pag.* 125.)

Le rachitisme rend parfois les os très-souples et très-élastiques, d'autres fois il les rend très-cassants : il n'est pas rare de voir, dans cette affection, les malades se briser les os aux plus légers mouvements. On a vu des rachitiques se fracturer les os en courant. Léveillé en cite deux exemples, et Jules Cloquet raconte en avoir vu auxquels on a fracturé les bras, en voulant les soulever dans leur lit. Mais de toutes les causes prédisposantes aux fractures, il n'en est aucune qui les produise aussi souvent que la diathèse cancéreuse. Dans ce cas, les causes les plus légères en apparence peuvent les produire.

J'ai disséqué à l'hospice d'Agen le cadavre d'une femme qui était morte d'un cancer à l'œil droit, qui s'étendait intérieurement jusques dans la substance cérébrale, et gagnait par cette voie de communication l'œil gauche. Les os, qui forment la cavité orbitaire et la partie supérieure de la face, étaient si friables, qu'on les brisait sans peine, entre les doigts.

On peut voir par cette observation que, lorsque les os ont atteint ce degré de friabilité, le moindre mouvement peut occasioner une fracture.

Je rangerai parmi les causes prédisposantes les fractures qui arrivent aux ouvriers de quelques professions, à cause des dangers qu'elles offrent très-souvent; telles sont celles de charpentier, menuisier, maçon, platrier, etc.

Les causes occasionelles ou efficientes, et qui déterminent la majeure partie des fractures, se rencontrent dans l'action mécanique des violences et des chocs extérieurs. Tous les os du corps sont sujets à être fracturés; mais je ne parlerai ici que des fractures des membres supérieurs et inférieurs. Nous avons déjà dit que la fracture pouvait être *directe*, c'est-à-dire avoir lieu à l'endroit même où le corps vulnérant a agi; elle peut aussi avoir lieu dans un point plus ou moins éloigné et même dans un autre os : dans ces cas, on la nomme *indirecte* ou par *contre-coup*. Ainsi la forme du corps vulnérant, sa dureté, sa masse, son élasticité, sa vitesse et sa direction, la position du membre au moment de l'accident, l'endroit où il est atteint, peuvent expliquer comment, dans telles ou telles circonstances, un os est cassé directement ou par contre-coup. Le choc d'un corps vulnérant aigu, ou mû par une grande vitesse, produira d'autant plus facilement une fracture, que l'os qu'il rencontrera se trouvera fixé par ses deux extrémités et offrira un certain degré de résistance. Dès-lors l'action du choc se concentrant sur un seul point, la portion frappée cède et se brise en éclats. Mais, lorsque une des deux extrémités de l'os est libre, il peut céder une partie du choc qu'il reçoit, et par ce moyen éluder la fracture. Tels sont les phénomènes qui ont lieu dans les fractures occasionées par les balles, les biscaïens, et autres projectiles que lancent au loin les armes à feu.

J'ai vu à Alger, un sergent du 67e de ligne qui eut, à la prise de Medeah, le milieu des condyles du tibia traversé par une balle, sans fracture : elle fit un trou et passa outre. Cela n'est pas rare. Lorsque les deux extrémités d'un os long se trouvent fortement pressées, la pression est transmise à toute leur longueur, leur courbure naturelle augmente, les extrémités tendent à se rapprocher, et les fibres du tissus osseux étant poussés au-delà de leur extensibilité, la fracture a toujours lieu vers la partie moyenne de l'os, ou vers la partie la plus faible par contre-coup. C'est ce qu'on observe le plus fréquemment dans les chutes ; le poids du corps pressant une extrémité de l'os tandis que celle du côté opposé est solidement appuyée sur un autre os ou sur le sol qui lui résiste ; le poids du corps devient alors cause fracturante, et l'os, se pliant, se rompt, ainsi que nous l'avons expliqué.

Au mois de janvier 1837, j'ai réduit une fracture qui avait eu lieu de cette manière. Une jeune laitière ayant glissé au milieu de la rue, et voulant conserver son lait qui par sa chute allait se répandre sur le chemin, appuya sa main droite sur le sol : mais la violence fut si forte, qu'elle se fractura l'avant-bras vers son tiers inférieur ; elle guérit complètement.

Au mois de mai 1837, j'ai eu occasion, à Agen, de réduire une fracture à peu près semblable. Un homme étant tombé dans un fossé, sur le côté droit, voulut garantir sa tête du choc qu'elle allait infailliblement recevoir ; il s'appuya fortement sur le bras droit, et se fractura la clavicule, vers son tiers externe, par contre-coup.

L'action des muscles seule peut-elle produire la fracture? Il est des chirurgiens qui le pensent. Mais cette cause ne peut être suffisante qu'autant que la texture de l'os est altérée par une des causes prédisposantes que nous avons énumérées plus haut ; quoique cependant des auteurs admettent que les muscles peuvent en se contractant fracturer les os sur lesquels ils s'insèrent. Ces fractures ont ordinairement lieu au coude, au talon et au genou : l'olécrane, os qui forme le coude, se trouve tiré en haut par l'action du muscle *scapulo olécranien*. Celle de l'os du talon, qu'on nomme *calcaneum*, a lieu de la même manière par l'action réunie des muscles qui forment le mollet, les *bi femoro calcanien*, le petit *femoro calcanien* et le *tibio calca-*

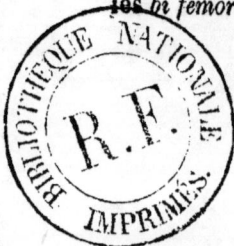

rien. L'action des muscles fléchisseurs et extenseurs du bras peuvent aussi occasioner des fractures par la violente impulsion qu'on peut leur donner, surtout lorsqu'on veut lancer au loin une pierre, une balle à paume, une boule à quille, etc. Mais je pense qu'il faut qu'il y ait déjà prédisposition. M. Chamseru a vu un garçon de douze ans qui a eu l'humerus fracturé, en lançant fortement une pierre.

Il est ici une observation que je dois au public. Chaque fois qu'une personne a des accès convulsifs nerveux, il est bon de prendre garde que le malade ne se frappe les membres contre le bois du lit ou les meubles qui l'environnent, mais il ne faut pas pour cela employer une certaine force ; car, si dans un moment de contraction des muscles, vous retenez fortement les bras ou les jambes du malade, la rupture d'un ou plusieurs os peut avoir lieu. J'en ai vu un exemple, et ils ne sont malheureusement quelquefois que trop fréquemment occasionés par l'ignorance des personnes qui entourent le malade.

SYMPTOMES.

Les symptômes des fractures ne peuvent se tirer que de leurs phénomènes sensibles ; ainsi, l'appréciation de la forme du corps vulnérant, la connaissance de sa nature, de sa vitesse, les circonstances dans lesquelles se trouvait le malade au moment de l'accident, la résistance que l'os supposé fracturé peut avoir opposée à l'impulsion communiquée par la chute, le craquement que le malade peut avoir perçu, ou croit avoir perçu quelquefois au moment de l'accident ; la force, le tempérament, la constitution et l'âge du blessé, sont des signes qui ne peuvent servir que d'auxiliaire pour faire soupçonner l'existence d'une fracture, mais qui ne sont pas assez pathognomoniques pour la faire connaître d'une manière précise.

Les autres symptômes, tels que la douleur, plus ou moins vive, qui peut être augmentée par la pression ou par les mouvements qu'on imprime au membre malade, l'engourdissement et l'impossibilité de mouvoir le membre soupçonné de fracture, peuvent être la suite de la contusion des chairs et de la commotion que peuvent avoir éprouve les parties molles, mais ils ne peuvent diagnostiquer une fracture, ils ont besoin d'être accompagnés de symptômes plus positifs. C'est donc aux phénomènes sensibles qu'il faut s'en rapporter, et voici ceux auxquels il faut surtout s'attacher : le racourcissement du membre fracturé, la conformation vicieuse qu'il prend par l'effet du déplacement des abouts fracturés, suivant la longueur, la direction de l'os ou la circonférence du membre, la mobilité contre nature, la crépitation qui est ce bruit que le toucher ou l'oreille perçoivent au niveau des fragments, et qui résulte du frottement des bouts d'os, lorsqu'on leur imprime des mouvements en sens opposé. La déformation du membre, les saillies et enfoncements anormaux, sont le résultat du déplacement des fragments. Ce déplacement peut avoir lieu de plusieurs manières, 1° suivant l'épaisseur, 2° la longueur, 3° suivant la direction de l'os rompu, et 4° suivant sa circonférence. Mais il est des fractures où ce signe peut ne pas exister, telles sont les fractures qui ont lieu à l'un des os de l'avant-bras ou de la jambe; un os restant intact peut s'opposer au déplacement de l'os fracturé. Si la surface des fragments est large, et que la fracture soit en rave, les bouts fracturés peuvent rester sans chevaucher, le membre n'est ni allongé ni racourci; mais l'on reconnaît par le toucher, au niveau de la fracture, des inégalités et des enfoncements dépendant de la saillie de l'un et l'autre fragment.

Lorsque la fracture est oblique, les extrémités des os rompus peuvent glisser l'une sur l'autre, et faire dévier le membre de sa direction naturelle. Si l'extrémité inférieure de l'os est tirée en haut, par l'action des muscles qui viennent s'insérer au-dessous de la partie fracturée, le membre se trouve racourci.

Si l'os fracturé a été réduit en plusieurs fragments, ils peuvent s'incliner l'un sur l'autre, et former un angle saillant, de manière que le membre paraît se couder; le même déplacement peut avoir lieu dans une fracture simple, si l'extrémité inférieure du membre n'est pas soutenue, ou si elle est trop élevée. Dans le premier cas, l'angle fait saillie en avant, tandis que dans le second il est situé en arrière.

Si le soutien que forment les os à certaines parties, dans leur état naturel, vient à manquer par suite de fracture, les parties inférieures obéissant à leur propre poids peuvent exécuter un mouvement de rotation et se déplacer suivant la circonférence du membre, tandis que la partie supérieure reste immobile. Cette variété de déplacements s'observe assez souvent dans les fractures de la cuisse, si la jambe et le pied ne sont pas soutenus. L'action musculaire est bien sans contredit la cause la plus efficace du déplacement des fragments osseux, mais elle ne peut occasioner des désordres aussi graves que ceux qui résultent de la continuation de la cause qui a produit la fracture; car lorsque cette dernière continue d'agir, on voit fréquemment les os s'enfoncer dans les parties molles, et percer la peau.

Un homme ayant reçu un coup de pied de cheval voulut reculer pour ne pas en recevoir d'autres; il tomba aussitôt et vit les deux os de sa jambe qui venaient d'être fracturés, traverser non-seulement la peau, mais encore le bas et la botte.

La mobilité contre nature est souvent très-facile à démontrer dans les fractures de la clavicule, du bras et de la cuisse; mais elle est très-difficile à apprécier dans celles d'un seul os de la jambe ou de l'avant-bras. Mais, si l'on connait bien les rapports dans lesquels se trouvent les os dans leur état naturel, il sera facile au chirurgien habile de reconnaître les fractures dans les altérations qui surviennent dans la forme, la longueur, la direction ou dans la proportion des parties. Rarement les divers déplacements que je viens d'énumérer existent seuls : une foule de complications viennent toujours augmenter la difficulté que l'on a à vaincre, soit pour en opérer la réduction ou pour maintenir les fragments réduits : ainsi il arrive souvent qu'un membre cassé peut être à la fois raccourci, concave du côté où il devrait être convexe, contourné sur son axe, etc.

Si cependant le membre soupçonné fracturé n'était pas déformé, ni qu'il n'y eût pas de déplacement visible, on peut suivre avec les doigts la longueur de l'os, ses divers contours, pour reconnaître s'il n'existe pas d'inégalités ou de fragments qui pourraient provenir d'une fracture incomplète. Mais il faut bien prendre garde à ne pas confondre l'épanchement sanguin qui se fait parfois sur la surface d'un os à la suite d'une contusïon, aux inégalités qui peuvent résulter d'un léger déplacement dans les surfaces osseuses. Toutes ces circonstances méritent une attention particulière de la part du médecin.

DU CAL.

On appelle *cal*, un épanchement de suc osseux qui a lieu aux extrémités des bouts fracturés; le cal est le moyen qu'emploie la nature pour opérer la réunion des fragments. Le célèbre Dupuytren reconnaît deux espèces de cal qui se succèdent; il nomme le premier cal provisoire, et le second cal définitif.

Plusieurs médecins ont cherché à expliquer la formation du cal, et diverses théories ont été imaginées. Chacun a émis des opinions plus ou moins justes. Duhamel, Dumonceau, Borde-nave, Bichat, Boyer, Dupuytren et Richerand, ont tour à tour cherché à expliquer les phénomènes qui ont lieu pour la consolidation des fractures. Voici ceux qui s'observent ordinairement. La consolidation des fractures, ou formation du cal, est divisée en cinq périodes distinctes les unes des autres, par des phénomènes particuliers : je me contenterai d'en donner ici un aperçu.

Le sang qui s'écoule, au moment de l'accident, des vaisseaux rompus, du périoste et de la membrane médullaire, et même du tissu osseux, se coagule et entoure les fragments; plus tard le caillot est absorbé, un suc filant et visqueux s'épanche entre les fragments, il devient gélatineux, s'unit en dedans avec la membrane médulaire, et en dehors avec les parties molles engorgées : à la fin ce suc prend l'aspect d'un tissu de consistance lardacé, au milieu duquel se trouvent plongés les fragments osseux. L'inflammation et l'engagement des parties molles diminue, les muscles et les tendons recouvrent un peu de liberté, une tumeur circonscrite se fait sentir autour de la fracture, c'est le cal qui se forme; sa consistance devient plus ferme, son tissu est blanchâtre et ressemble à un fibre cartilage; peu à peu

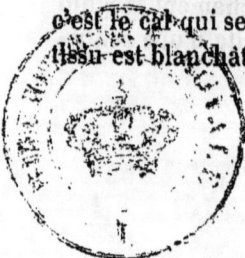

la cartilagination se fait et l'ossification ne tarde pas à la suivre de près, parce qu'à chaque instant les molécules de phosphate de chaux se déposent dans les mailles de ce tissu. Dès-lors la tumeur est tout-à-fait osseuse, les abouts fracturés sont réunis par un épanchement de suc osseux qui a eu lieu de l'intérieur à l'extérieur, et la consolidation est parfaite. La rigidité du tissu cellulaire et la nouvelle surface osseuse peuvent rendre les muscles et les tendons un peu gênés dans le principe, ce qui fait dire au vulgaire que la force et le courage manquent dans le membre fracturé, ou qu'ils ne reviennent pas vite ; mais, avec le temps, ils reprennent leur liberté et leur souplesse primitive.

MARCHE DES FRACTURES.

Une foule de circonstances peuvent influer sur la marche des fractures, et leur progrès vers la guérison. Ainsi, l'espèce d'os qu'elles intéressent, leur situation, la direction de la fracture, ses diverses complications, les maladies du sujet et dont nous avons déjà parlé aux causes prédisposantes ; son âge plus ou moins avancé, la saison, etc., sont des causes qui doivent être prises en considération, vu l'influence qu'elles exercent sur la durée de la maladie.

La manière dont la réduction a été plus ou moins bien faite ; si les bouts fracturés ont été bien coaptés, et remis dans leur position naturelle ; si le bandage qui a été employé pour maintenir la réduction de la fracture et l'immobilité du membre a été bien appliqué ; si la docilité du malade a été constante, etc. Toutes ces circonstances peuvent influer sur la guérison plus ou moins prompte des fractures.

Ainsi, dans une fracture simple, lorsqu'il n'existe aucune complication ni causes prédisposantes, et que le sujet de l'un ou l'autre sexe est jeune et vigoureux, la consolidation du cal est assez forte pour qu'ils puissent se servir de leur membre du quarantième au cinquantième jour. On peut même plutôt se servir des membres supérieurs que des membres inférieurs; mais si le blessé est un ouvrier qui exerce une profession pénible qui exige de lever de pesants fardeaux, ou d'autres violents efforts des muscles ou des os des membres, il faut qu'il prenne beaucoup de précautions, car l'os n'a réellement acquis sa solidité primitive que du quatrième au sixième mois.

La fracture qui guérit le plus promptement est celle qui survient par cause indirecte, dans un des os de l'avant-bras, sur un sujet jeune et robuste. La facilité qu'ont ces os à être réduits, soit par le peu de déplacement qui a ordinairement lieu, par la petite quantité des muscles dont ils sont environnés, ou parce qu'ils se trouvent plus rapprochés du centre de la circulation, rend cette lésion fort simple et la marche vers la guérison très-rapide. Le sexe a-t-il quelque influence sur la formation du cal et la guérison plus ou moins rapide des fractures ? Non. Elles guérissent chez l'homme et la femme dans le même laps de temps; mais les jeunes sujets de l'un et l'autre sexe guérissent plus vite que les vieillards.

La grossesse peut avoir peut-être quelqu'influence sur la consolidation des fractures; mais la majeure partie des observations prouve qu'elle n'est entravée que rarement par ce cas-là.

Une femme, au second mois de sa grossesse, se cassa la jambe; la consolidation ne fit aucun progrès pendant sept mois qu'elle porta dans son sein le fruit de la conception; mais l'accouchement terminé, elle put, au bout de neuf semaines, marcher dans sa chambre; le cal avait acquis assez de solidité. (*Med. obs. inq. tom.* IV. *obs.* 37.)

M. Jobert a fait insérer au bulletin du mois d'août 1837 des archives générales de médecine et de chirurgie, un article relatif à la non consolidation des fractures; il indique les expériences qu'il a faites et le mode de traitement qu'il a employé pour en obtenir le succès. Je ne peux rapporter ici cet article; je me contenterai de le mettre en pratique, dans l'intérêt de mes clients, chaque fois que l'occasion s'en présentera.

———

PRONOSTIC.

Il est plus ou moins grave suivant les complications qui accompagnent les fractures. Ainsi, une plaie aux parties molles ; l'ouverture d'une artère ou d'une grosse veine, la rupture d'un nerf, la luxation de l'extrémité de l'os brisé, la grande quantité d'esquilles ou fragments, enfin, si le tout ou une partie de la cause vulnérante est restée, après la fracture, dans l'épaisseur des tissus, le pronostic en sera plus fâcheux, surtout si à ces complications se joignent encore la diathèse scrofuleuse, syphilitique, goutteuse, etc. Il sera de même si le sujet est atteint d'affections qui peuvent s'aggraver par le séjour au lit ; telles sont les personnes qui ont des accès de toux si violents qu'il est des cas où le malade est près d'être suffoqué ; celles qui sont prédisposées à des congestions cérébrales, etc.

Il est des cas où la contusion est si forte que toute l'épaisseur de la partie fracturée est désorganisée et prête à se gangrener. Cette complication est sans contredit la plus fâcheuse, puisqu'elle entraîne non-seulement la perte du membre, mais encore celle du malade, si l'art ne vient à son secours.

Lorsqu'un tronc nerveux est déchiré, la paralysie, avec perte de sensibilité, a toujours lieu dans les parties où se distribuent les divisions du nerf déchiré ; mais si la déchirure est incomplète, les accidents n'en sont que plus terribles ; les douleurs les plus vives et les plus atroces, les convulsions, le tétanos et la mort peuvent être la suite de cet accident.

Il se manifeste quelquefois sur les parties soumises à une pression plus ou moins prolongée des escharres qui aggravent la position du malade, soit par les accidents généraux qui surviennent, ou par l'abondance de la suppuration qui peut achever d'épuiser le malade. Ce dernier cas s'observe chez les vieillards, et chez les sujets faibles.

Toutes conditions égales et abstraction faite des complications, les fractures des membres supérieurs sont moins graves que celle des inférieurs. Le repos au lit qu'exigent ces dernières, la grande quantité de parties molles dont est principalement entouré l'os de la cuisse, rendent non-seulement la coaptation des bouts fracturés très-difficile, mais encore la consolidation du cal doit être plus forte, et la cure en est toujours plus lon gue.

TRAITEMENT.

Quels que soient le siége, la cause et la nature d'une fracture, tous les efforts du chirurgien doivent tendre d'abord à obtenir une consolidation parfaite et régulière. Pour voir ses efforts couronnés d'un plein succès, il faut remplir deux indications principales qui, à elles seules, renferment le grand art de guérir les fractures. La première est de mettre les bouts de l'os fracturé en contact; et la deuxième est de les maintenir dans cette position, par des liens ou des bandages plus ou moins appropriés à la partie fracturée. Il existe encore une autre indication; c'est de combattre les accidents locaux ou généraux qui peuvent survenir, et qui pourraient entraver la guérison; mais cette troisième indication ne se présente pas dans toutes les fractures, tandis que les deux premières constituent à elles seules tout le traitement, et ne peuvent être remplacées par aucun autre moyen.

Autrefois, pour réduire les fractures et les maintenir réduites, on employait de puissantes machines, des leviers, des barres de fer, etc. On se servait, pour opérer l'extension et la contre-extension du membre, de poids énormes, ou des lacs qui ne faisaient que torturer le malade. Mais peu à peu tous ces moyens sont tombés en désuétude; la science chirurgicale ayant fait de grands progrès, ces lourdes machines ont été remplacées par des bandages plus ou moins commodes, et au nombre desquels je citerai celui à dix-huit chefs, ceux de Scul-

tel, de Desault, les appareils inamovibles du baron Larrey, et
ceux nouvellement inventés par Mayor. L'opérateur peut, à son
choix, employer celui qui lui paraîtra le plus commode à
maintenir la partie fracturée, sauf les modifications qu'il jugera
convenable d'y apporter, selon les diverses complications qui
pourraient accompagner la fracture.

Les bornes de cet ouvrage ne me permettant pas de décrire
les divers procédés qu'on emploie pour réduire les fractures,
je vais parler des soins à donner au malade, pendant les premiers jours qui suivent le traitement.

La réduction de la fracture étant faite et le pansement terminé, le malade doit garder la position horizontale dans son lit,
lorsque c'est un membre inférieur qui a été fracturé ; si c'est un
membre supérieur, il doit le conserver dans la position où l'a
mis le chirurgien. C'est de la docilité du malade que dépend le
succès de l'opération, lorsque le membre fracturé a été bien
arrangé. Aussi l'immobilité complète du membre est-elle une
des indications les plus indispensables à la guérison des fractures.

Quant aux accidents consécutifs, ils offrent aussi deux indications, la première est celle de les prévenir, et la seconde, de
les combattre lorsqu'ils se sont développés. On remplit parfaite-
ment l'une et l'autre au moyen des saignées générales, des appli-
cations répercussives dont on imbibe les compresses qui entourent le point de l'os fracturé ; telles sont celles d'eau végéto-mi-
nérale, d'eau-de-vie camphrée, d'eau à la glace, etc. ; un régime sévère pendant la première huitaine, quelques boissons dé-
layantes, telles que l'eau d'orge, de gruau, de veau, de poulet,
de gomme, etc. S'il ne survient pas d'accidents, ou que les symptômes inflammatoires qui se seraient développés au début perdent de leur intensité, on se relâche de la sévérité du régime
et on le rend de plus en plus nourrissant et fortifiant, à mesure
que l'on se rapproche du terme de la maladie.

Il est des chirurgiens qui veulent que l'appareil soit levé le
lendemain de son application, et si la partie est gonflée, ils recommandent de le faire tous les jours, ou tous les deux jours.
D'autres, au contraire, ne veulent qu'il soit levé que dix ou
quinze jours après sa première application. Il en est même qui

recommandent de laisser l'appareil en place pendant toute la durée du traitement.

Les premiers donnent pour raison que le gonflement occasioné par la contusion augmentant pendant les quarante-huit premières heures, l'appareil qui a été appliqué devient trop étroit, et détermine sur le membre un resserrement si fort que les parties inférieures étant comme étranglées par les tours de bande, la circulation peut être gênée, même arrêtée, et occasioner la gangrène. D'ailleurs ce procédé donne la facilité de s'assurer si la coaptation des bouts fracturés est parfaite, si elle n'a pas été dérangée, et il permet aussi de fomenter de nouveau les parties contuses. Quand le gonflement diminue, on serre de plus en plus les tours de bandes, et l'on ne fait plus de pansement que tous les huit ou dix jours.

Ceux qui veulent que le premier pansement ne soit levé que dans dix jours, prétendent que le repos de la partie malade étant l'indication la plus positive pour l'accomplissement de la consolidation de la fracture, ils pensent que l'appareil qui reste le plus en place est celui qui offre le plus de chances de succès. Il suffira de réfléchir sur les suites des fractures, et les dangers qui peuvent survenir, soit par un bandage trop serré, ainsi que nous venons de le voir, ou s'il ne l'est pas assez, par la liberté qu'il donne aux muscles de se contracter, et de déranger par leur contraction l'union exacte des fragments; ce qui peut empêcher la consolidation de la fracture, ou occasioner une consolidation vicieuse. Ces accidents doivent suffire pour déterminer un chirurgien prudent, à employer de préférence le premier procédé.

Depuis quelque temps M. Larrey avait sinon inventé, du moins modifié un appareil inamovible pour les fractures, et qui consiste à mettre le membre fracturé dans un moule fabriqué sur lui-même, au moyen d'une préparation pharmaceutique dont on imbibe les compresses qui doivent l'entourer, et rester en place jusqu'à parfaite guérison. Au bout de trente-six heures cet appareil s'est durci, et a transformé le membre en une seule pièce qui offre une grande solidité; il en borne tous les mouvements et prévient ainsi toute espèce de déplacement. Je ne discuterai pas sur ce nouveau procédé; j'observerai que malgré les prétendues nombreuses cures qui ont été obtenues par ce moyen, il offre trop peu de chances de succès pour le mettre en pratique, avant que de nouvelles observations viennent le justifier.

L'hyponarthcié de M. Mayor est un appareil contentif fort simple, et qui peut s'employer pour toutes les fractures des membres. La facilité avec laquelle on peut se le procurer, sa simplicité et les avantages que l'on retire de son emploi peuvent en rendre son application fort utile, surtout dans nos campagnes.

Lorsque la fracture et la luxation se trouvent réunies sur un même point, et que le fragment luxé est trop court pour être remis en place et s'adapter en même temps avec l'autre fragment qui a été rompu, les puissances extensives ne pouvant agir sur la luxation, il faut réduire d'abord la fracture, et attendre que sa consolidation soit assez forte pour opérer la réduction de la luxation; mais la réussite en est très-chanceuse. On peut appliquer des topiques émollients autour de l'articulation pour prévenir la roideur et la tension des parties molles; mais ces moyens ne conservent pas toujours assez de souplesse aux parties molles pour qu'on puisse bien réduire la luxation.

Quand une fracture a été mal réduite, que le défaut de rapport entre les fragments osseux est si considérable qu'ils ne se correspondent plus du tout, ou ne se touchent que par côté, le cal, ainsi que je l'ai décrit, ne pouvant entourer les bouts fracturés, il se forme des jetées osseuses qui se portent d'un fragment à l'autre; elles acquièrent avec le temps de la consistance, et persistent toujours. Le membre est déformé, et le blessé reste estropié.

La même chose peut arriver lorsqu'un médecin n'est pas appelé au moment de l'accident; l'engorgement qui survient dans les vingt-quatre heures, l'inflammation qui se développe au pourtour de la partie fracturée, empêchent de reconnaître sa forme et l'espèce de fracture qui a lieu, la réduction ne peut se faire, ou se faire qu'imparfaitement, et si on est obligé d'attendre que le travail inflammatoire ait disparu pour opérer la réduction, il arrive bien souvent que le membre ne peut plus reprendre sa forme naturelle, et qu'on aurait pu lui donner au moment de l'accident; mais, dans tous les cas, les douleurs du malade se

prolongent, et la consolidation se fait bien plus long-temps attendre, lorsqu'on est encore assez heureux pour l'obtenir.

J'ai vu, en 1833, à Alger, un officier de la Légion étrangère
qui eut, à la suite d'une chute, les deux os de l'avant-bras fracturés près de l'articulation du poignet (radio-cubito-carpienne).
Ayant mis du retard à appeler le chirurgien jusqu'au lendemain,
l'engorgement était si fort et la douleur si vive, qu'on fut obligé
d'attendre que l'inflammation eût disparu pour en opérer la
réduction, ce qui n'eut lieu qu'au bout d'un mois. A cette
époque, la main avait pris une conformation vicieuse, les parties environnant la fracture s'étaient solidifiées, au point qu'on
fut obligé, pour ainsi dire, de fracturer de nouveau l'avant-
bras afin d'en opérer la vraie réduction. La guérison se fit, il
est vrai; mais cet officier resta plus de cinq mois avec le bras
en écharpe.

Le traitement des fractures est une de plus anciennes bran-
ches de la chirurgie, et celle qui a toujours fait le plus de progrès; ces opérations exigent de grandes connaissances anato-
miques, des études particulières et une grande dextérité; mais
elles demandent surtout beaucoup d'intelligence et de pratique.

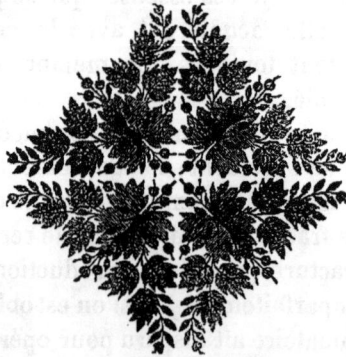

www.ingramcontent.com/pod-product-compliance
Lightning Source LLC
Chambersburg PA
CBHW070212200326
41520CB00018B/5610